名誉主编 沈 骏
主　编 盛 纯　何 静
副主编 梁 燕
插　图 许文艳

炎症性肠病患者好"孕"道

IBDer的怀孕和生育那些事儿

復旦大學出版社

内容提要

炎症性肠病（IBD）是一种消化道炎症性疾病，主要包括克罗恩病和溃疡性结肠炎。IBD的好发年龄在30岁之前，因其反复发作、迁延难愈而被大家称作"不死的绿色癌症"。许多育龄期的IBD患者都存在或多或少的困惑，如IBD患者是否能怀孕、怀孕期间是否能用药、产后是否能哺乳，但这些问题通常难以在普通孕产妇的科普书籍中找到答案。因此，我们将这些小问题汇集成册，希望用通俗易懂的文字为有生育需求的炎症性肠病患者答疑解惑，陪伴IBD患者们顺利地度过生育期。

序

PREFACE

　　随着我国工业化和城市化的快速发展,人口结构、生活方式,以及饮食习惯都经历了翻天覆地的变化。这一过程中,肠道疾病谱也随之发生了演变,炎症性肠病发病率呈现出逐年上升的趋势。面对这样的现状,上海交通大学医学院附属仁济医院宝山分院积极应对挑战,积极提升相关专业的医疗科研与科普水平。由于肠道疾病的复杂性和多样性,加之我国庞大的人口基数,对肠道疑难疾病的全面认识和处理显得至关重要。

　　在此背景下,宝山分院与总院之间建立了紧密的协作互动关系。总院作为学术和医疗的龙头,为宝山分院提供了强大的技术支持和专家资源。两院通过定期举行学术交流会议、专家会诊、病例讨论等方式,共同研究和解决肠道疾病领域的难题。在多学科诊疗模式方面,宝山分院得到了总院的深入指导和帮助。总院的专家团队经常参与宝山分院的疑难病例讨论，为诊断和治疗提供宝贵的建议。同时，宝山分院也积极派遣医生到总院进行进修学习，不断提升自身的诊疗水平和技能。

此外，宝山分院还充分利用总院的医疗资源，为患者提供更为全面和高效的诊疗服务。两院之间建立了合理的联系机制，使得宝山分院的患者能够更快速地接受到总院的先进诊疗技术和优质服务。这种协作互动不仅提高了医疗效率，也增强了患者对医院的信任感和满意度。

由于育龄期炎症性肠病患者在诊疗的过程中对于妊娠和分娩有诸多疑问，宝山分院护理部同事们筹备了一本科普著作《炎症性肠病患者好"孕"道》，我有幸参与了这一本重要科普著作的编纂并率先阅览。此书由宝山分院护理部主导，盛纯、何静、梁燕和护理部的其他同事们共同努力，在多年肠道疾病护理与临床实践的基础上，结合临床专家团队经验，共同完成了这一著作。

本书旨在全面探讨和应对我国炎症性肠病患者及家庭所面临的妊娠和分娩挑战。本书不仅集合了各位临床和护理专家在临床一线的丰富经验和深刻见解，还展示了她们在面对具体病例时，如何运用多学科知识，通过系统性的讨论，为患者制订出最优的护理与科普方案。在编纂过程中，各位同道紧密协作，共享资源和知识，确保了书籍的学术水平和质量。本书条理清晰，行文流畅，同时辅以翔实的图片解释，使内容更加直观易懂。

作为参与编纂的一员，我深感荣幸和自豪。这本书的问世将为推动炎症性肠病的科普与护理工作做出重要贡献，并受到广大炎症性肠病患者及医学工作者的热烈欢迎。

沈 骏

2024 年 7 月

沈 骏

上海交通大学医学院附属仁济医院消化内科　教授　主任医师

上海交通大学医学院附属仁济医院宝山分院　副院长

金砖国家炎症性肠病联盟国际办公室　主任

中华医学会消化病学分会炎症性肠病学组　副组长

中国医学装备学会炎症性肠病学组　副组长

中华炎性肠病杂志青年学术组　副组长

获得多项国家自然科学基金、省部级基金项目，以第一作者和通讯作者发表炎症性肠病领域相关 SCI 文章 50 余篇。

目 录
CONTENTS

第一章

炎症性肠病"知"多少 001

什么是炎症性肠病 003

炎症性肠病是遗传性疾病吗 012

炎症性肠病患者会生畸形宝宝吗 022

第二章

好"孕"和哪些因素有关 029

浅谈女性月经周期 031

女性激素只有雌激素吗 040

抗缪勒氏管激素 056

卵泡 066

男性精液质量 073

炎症性肠病会影响生育力吗 080

手术是否会造成不孕不育	085
吸烟对炎症性肠病患者生育的影响	089

第三章
炎症性肠病常用药物及对围妊娠期的影响　　091

5-氨基水杨酸制剂类	098
糖皮质激素类	103
抗生素	112
免疫抑制剂类	122
生物制剂类	137
肠内营养制剂	143
中药制剂	145

第四章
炎症性肠病患者如何顺利度过妊娠期　　147

当怀孕遇上炎症性肠病，该怎么办	149
当肠镜检查遇上妊娠期，还能做吗	160
炎症性肠病妊娠患者如何警惕静脉血栓风险	167
炎症性肠病患者的家庭支持	171
炎症性肠病患者的社会支持	176
炎症性肠病患者的心理支持	186

第五章

炎症性肠病患者的分娩管理   191

炎症性肠病患者只能剖宫产吗   193

炎症性肠病患者顺产会并发肛周疾病吗   197

炎症性肠病妊娠患者为何更容易早产   201

第六章

炎症性肠病患者可以哺乳吗   205

炎症性肠病患者能哺乳吗   207

炎症性肠病患者的药物会随乳汁分泌给宝宝吗   211

参考文献   214

第一章

炎症性肠病"知"多少

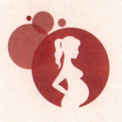

什么是炎症性肠病

作者：何 静

炎症性肠病概述

炎症性肠病（inflammatory bowel disease，IBD）已经成为全球慢性病之一，它是一种慢性、复发性的肠道炎症性疾病，临床分型主要包括溃疡性结肠炎（ulcerative colitis，UC）、克罗恩病（Crohn disease，CD）和炎症性肠病未定型（inflammatory bowel disease unclassified，IBDU）这三种类型。

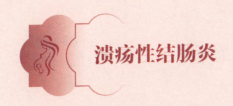

溃疡性结肠炎

溃疡性结肠炎是一种主要分布于结肠和直肠的慢性非特异性炎症性疾病,其炎症的特点是仅限于黏膜和黏膜下层,整体呈连续性分布。其主要症状包括腹泻、便血、腹痛等。诊断上,除了临床表现外,还需要通过肠镜检查和病理活检等多方面诊断技术来确诊。治疗方面,以药物治疗为主,包括氨基水杨酸类药物、免疫抑制剂、生物制剂和小分子药物等,部分病情严重患者可能需要手术治疗。

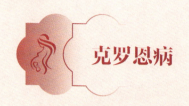

克罗恩病

克罗恩病是一种慢性的、透壁性的肠道炎症，可以累及从口腔到肛门的任何一段消化道，呈现为跳跃式的病灶分布。其主要症状包括腹痛、腹泻、体重下降、发热等。克罗恩病的诊断需要通过临床表现、内镜检查、病理活检等多种手段综合判断。治疗方面，通常采用药物治疗、营养支持，以及手术治疗等多种手段，但由于其复发率高，长期管理显得尤为重要。

炎症性肠病的发病机制和流行病学

炎症性肠病的发病机制目前尚未完全明确,目前主流观点认为,饮食、环境、遗传和肠道菌落可能是该病发生、发展的因素。

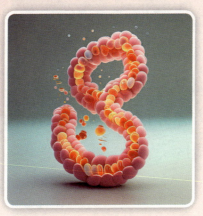

图1 肠道炎症示意图(本图由 AI 生成)

21世纪以来，炎症性肠病罹患率逐年上升，东西方人口数据的对比阐明，炎症性肠病在西方国家的发病率于近年来趋于稳定，而在东方国家的发病率却呈显著上升的趋势。

2001—2005年，我国台湾地区克罗恩病和溃疡性结肠炎的发病人数从每十万人口中有0.6人和2.1人上升至每十万人口中有3.9人和12.8人。

我国大陆地区的流行病学调查显示，溃疡性结肠炎发病率目前仍高于克罗恩病，且克罗恩病和溃疡性结肠炎患病率存在有地方差异性（东部和西部地区、南部和北部地区）。

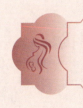

炎症性肠病发病年龄

在确诊和好发年龄段上,炎症性肠病发病年龄呈现两个高峰时期,分别是20~30岁以及60~79岁这两个年龄阶段,克罗恩病和溃疡性结肠炎发病平均年龄分别在29.5岁和34.9岁。发病时患者通常处于育龄期,因而面临生育问题的困扰。绝大多数炎症性肠病患者需中长期服药,甚至终身用药,或是因疾病进程影响了生育计划,最终导致了生育行为的改变。

炎症性肠病的治疗现状与挑战

目前，炎症性肠病的治疗主要以药物控制为主，旨在缓解症状、防止并发症的发生。然而，由于该病的复发率高、长期管理的难度大，以及由于个体化差异导致的药物作用效果不佳等原因，使得炎症性肠病的治疗面临诸多挑战。炎症性肠病作为一种复杂的慢性疾病，需要多学科的合作和长期的管理。对于患者而言，除了积极配合医生的治疗建议外，还应关注自身的生活习惯、饮食调整等方面，以缓解症状、控制病情发展。同时，社会各界也应加强对炎症性肠病的认识和关注,为患者提供更为全面的支持和帮助。

对于育龄期的炎症性肠病患者,需要同时面对炎症性肠病本身及生育问题,用药、疾病进程等都会直接或间接影响妊娠,甚至对妊娠结局产生影响。对于此类群体,更应多加关注和加强必要的健康宣教。

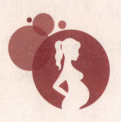

炎症性肠病是遗传性疾病吗

作者:何 静

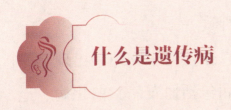

什么是遗传病

遗传病是指遗传物质发生改变或者由致病基因所控制的疾病,通常具有垂直传递、终身性和延续性的特征。这个过程中,遗传信息(通常指DNA),像蓝图一样决定了生物体的所有特性,包括其生理结构和功能。那么,遗传病就是基于这个遗传信息的传递过程中出现的问题。当遗传信息发生异常或突变时,就可能导致遗传病的发生。这些异常或突变可能是由于基因本身的改变,也可能是由于染色体(即人体细胞内携带基因的结构)的数量或结构的改变所致。

遗传病可以在任何生物体中出现。一些常见的遗传病包括血友病、白化病、地中海贫血等。这些病症可以在出生时就表现出来，也可以在出生后的某个时间点出现，甚至几十年后才出现。遗传病的严重程度可以从轻微到严重不等，有些甚至可能致命。人类遗传病根据遗传方式的不同可分为三种类型：单基因病、多基因病和染色体病。单基因遗传病是由单一基因的突变引起的，如血友病、白化病、地中海贫血。而多基因遗传病则是由多个基因以及环境因素共同作用引起的，如糖尿病、心脏病、家族性肠息肉病、一些肿瘤等。

总的来说，遗传病是一种基于遗传信息的疾病，其发生源于遗传信息的异常或突变。了解遗传病，理解其产生原因，对于疾病的预防、诊断和治疗都有着重要的意义。

炎症性肠病非遗传疾病，但具有遗传倾向性

在炎症性肠病的成因中，遗传扮演了重要的角色。遗传因素在炎症性肠病的发生中起着不可忽视的作用。

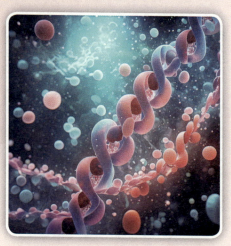

图2 基因概念图（本图由 AI 生成）

有研究表明，炎症性肠病患者的家族中有较高的患病率，这提示炎症性肠病具有较为明显的家族聚集性，遗传因素可能在这一疾病的发病中起到了关键作用。例如，研究发现某些特定的基因变异，如NOD2/CARD15基因的多个单核苷酸多态性位点与克罗恩病的发生有着紧密的联系。此外，全基因组关联分析（genome-wide association studies，GWAS）也发现了一些与炎症性肠病风险相关的基因位点。

但是，炎症性肠病并非传统意义上的遗传疾病，环境因素同样在疾病的发生和发展中扮演了关键的角色，如生活方式、饮食习惯、吸烟、感染等都可能影响炎症性肠病的发生风险。研究表明，吸烟将增加克罗恩病的发生风险，而健康的饮食习惯和适当的运动可能有助于降低炎症性肠病的发生风险。另外，炎症性肠病是一种自身免疫性疾病，其很大程度上与宿主对饮食反应的调节有关。

西方国家过往的炎症性肠病发病率比东方国家高，近年来却呈现平稳或者减少的趋势，反观东方国家的炎症性肠病发病率正逐年增高。有学者认为这可归因于东方发展中国家的快速崛起所伴随的国民饮食结构改变。随着生活条件的改善，人们的荤食饮食增加，从而造成一定程度上的疾病发生率增高。另外，肠道微生物环境也是炎症性肠病的发病原因之一。所以，所谓的"家族性疾病"可能是由于共同环境条件的影响，而不一定是自身遗传原因。

综上，我们可以认为，炎症性肠病并非单一的遗传性疾病，而是遗传与环境因素交织作用的结果，有一定程度上的家族聚集倾向。在遗传背景的基础上，环境因素的刺激可能触发了肠道的免疫反应，导致了炎症性肠病的发生。对于这一复杂的疾病，我们需要从遗传和环境两个层面进行深入研究，以寻找更有效的预防和治疗策略。

炎症性肠病患者子代的患病几率

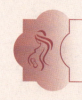

根据遗传流行病学的研究数据，5.5%~22.5%的炎症性肠病患者的一级亲属（即父母、子女或兄弟姐妹）也患有该病，提示炎症性肠病患者一级亲属发病率显著高于普通人群，具有遗传易感性。炎症性肠病患者的后代患该病的风险是普通人群的4~8倍，其中，溃疡性结肠炎患者一级亲属患病率为2%左右，克罗恩病一级亲属患病率在3%~5%。

若父母一方患有炎症性肠病，可能使儿童发生炎症性肠病的风险增加。若父母双方均患有炎症性肠病，其子女患病率可高达30%。如果家族中有人患有炎症性肠病，则其患病概率比没有家族史的人高一些。与患者有血缘关系的亲属，特别是同胞兄弟或姐妹，他们发生炎症性肠病的风险也比普通人群高。

炎症性肠病患者会生畸形宝宝吗

作者:何 静

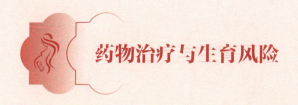

药物治疗与生育风险

在治疗炎症性肠病的过程中,患者通常需要服用一些免疫抑制剂、抗生素等药物。这些药物在一定程度上可能会增加胎儿畸形的风险。特别是在怀孕期间,某些药物可能会对胎儿的生长发育产生不良影响。因此,患者在计划怀孕前,应该与医生充分沟通,了解药物使用的风险,并在医生的指导下调整药物剂量或更换药物。

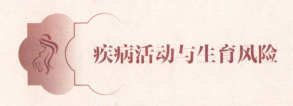

疾病活动与生育风险

此外,炎症性肠病的疾病活动程度也可能对生育产生一定的影响。在疾病活动期,患者的身体状况可能较差,此时怀孕可能会增加孕期并发症的风险,如早产、流产等。并且,不恰当的停止治疗会导致本处于缓解期的炎症性肠病复发,从而导致严重的后果。那么,大约有多少女性患者在孕期发生了炎症性肠病病情的加重或者恶化呢?

目前的研究结果显示,约有20%的克罗恩病缓解期患者和33%的溃疡性结肠炎缓解期患者在妊娠期出现了病情的加重，而其中三分之一的人可能未坚持治疗。所以，在妊娠期遵医嘱规律用药是确保母婴安全的重要前提，并且炎症性肠病患者在怀孕前应该在用药、生活习惯方面遵从医嘱，从而尽量控制疾病的活动，保持身体健康。

孕前准备与孕期管理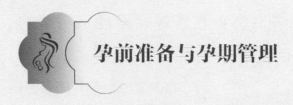

为了降低生育风险,炎症性肠病患者在计划怀孕前应该进行充分的孕前准备。这包括与医生共同制订个性化的生育计划、调整用药方案、保持健康的生活方式等。在怀孕期间,患者应该定期进行产检,密切关注胎儿的生长发育情况,及时发现并处理可能出现的并发症。

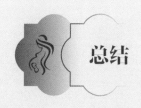

总结

综上所述,炎症性肠病患者本身不会直接生出畸形宝宝,但疾病治疗和疾病活动可能会对生育产生一定的影响。因此,患者在计划怀孕前应该与医生充分沟通,制订个性化的孕产期治疗计划,并在孕期加强管理和监测,以确保母婴的安全。

第二章

好"孕"和哪些因素有关

浅谈女性月经周期

对于正常女性来说,月经周期是一个重要的生理现象,它代表着女性的生育能力和生殖健康。了解月经周期不仅有助于女性更好地认识自己的身体,还能帮助她们在日常生活中做出更健康的选择。本节将对女性月经周期进行说明,以帮助读者更好地理解这一生理过程。

作者:何 静

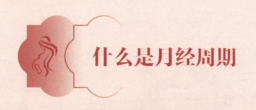

什么是月经周期

女性进入青春期后,子宫内膜受卵巢激素的影响,出现周期性的子宫出血,称为月经。子宫内膜的周期性变化则称为月经周期。月经的出现标志着此时女性已经具备了生殖生育能力。

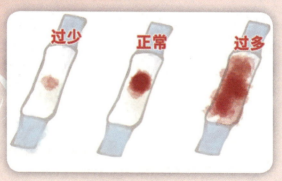

图3 女性月经量示意图

通常把月经的第一天到下一次月经来临前一天,称为一个月经周期,正常女性的月经周期大约为28天,提前或延后7天都属于正常范围。每个女性都有自己的月经周期规律,这是一种独特的生物节奏,与个体的体质、生活习惯、精神状态等因素有关。

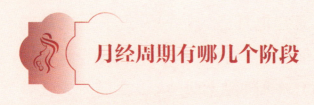

月经周期有哪几个阶段

月经周期通常可以分为四个阶段：月经期、卵泡期、排卵期和黄体期。

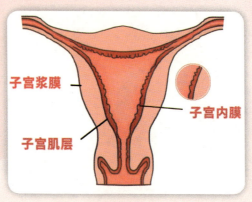

图 4　子宫解剖结构简易图

月经期：

指女性来月经，排出经血的这段时间，一般正常女性在3～7天，每次正常经血量一般为30～50毫升。一般可以通过估算来了解自己的月经量是否正常，比如说，一片日用卫生巾完全浸湿的话，可以估算为20毫升左右；如果只有中间部分被浸湿，大约就是1/3，可以估算为5～7毫升。月经期间每天观察、记录自己的卫生巾使用情况，可以帮助您了解自己一个周期的月经量哦！

卵泡期：

顾名思义，卵泡期指的就是卵泡逐渐长大的这一时期，从月经结束的那天持续到排卵期，都属于卵泡期，一般为7～10

天。随着卵泡的长大，女性的子宫内膜逐渐增厚，为"迎接"受精卵着床做准备。

排卵期：

就是卵子成熟，从卵巢内排出的过程。从理论上讲，排卵期一般在下次月经来潮前14天左右。但是，很多女性月经可能由于各种各样的原因，周期不规律，很难估算自己的排卵时间。那么，此时您可以使用"排卵试纸"来帮助您知晓是否进入排卵期，排卵试纸的原理是通过检测黄体生成素的峰值水平来预知是否排卵。排卵期对于女性生殖非常重要，在此期间同房，可以最大限度提高受孕概率。

黄体期：

排卵后，卵泡转化为黄体，分泌孕激素和雌激素，维持子宫内膜的厚度，为受精卵的着床创造良好环境。黄体期一般持续14天左右，直到下一次月经来临。若未受孕，那么排卵期之后到下次月经来潮的前一天就是黄体期，此时的身体正为下次月经来潮做准备。

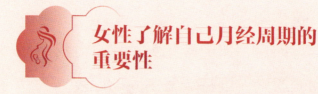

女性了解自己月经周期的重要性

了解月经周期对于女性的健康和生活质量具有重要意义。首先,通过观察和记录月经周期,女性可以更好地了解自己的身体状况,及时发现异常,如月经失调、痛经等问题,从而及时寻求治疗和调理。其次,了解月经周期有助于女性规划自己的生育计划,选择合适的时机进行受孕或避孕。最后,月经周期还与女性的心理健康密切相关,保持良好的月经周期有助于维持女性良好的心理状态。

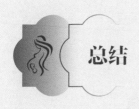

总结

炎症性肠病患者如果想要怀孕,那么在注重控制炎症性肠病的同时,也要关注月经情况,并在适当的时候同房,不然会前功尽弃哦!

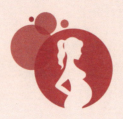

女性激素只有雌激素吗

在我们的身体内,存在着许多微小但至关重要的物质,它们通过复杂的网络关系维持着我们的生命活动。其中,激素是一种非常重要的物质,它们通过血液传递到身体的各个部位,发挥着调节生理活动的作用。而女性激素,则是女性身体内特殊的激素,它们在女性的生理和心理健康中扮演着重要的角色。

作者:何 静

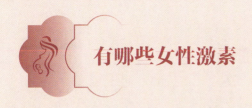

有哪些女性激素

女性激素不仅包括雌激素（estrogen），还包括泌乳素（prolactin）、黄体生成素（luteinizing hormone，LH）、孕激素（progestin）、促卵泡激素（follicle-stimulating hormone，FSH），还有雄激素（androgen），它们统称为性激素六项。女性激素的变化主要受到下丘脑－垂体－卵巢轴的变化。换言之，女性激素分泌异常，要同时检查下丘脑、垂体、女性生殖器官（子宫、卵巢）等部位。

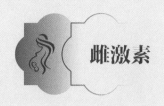

雌激素

雌激素是主要的女性激素,对女性的作用是非常重要的,女性体内的雌激素是卵巢分泌的。雌激素对女性的生长发育、生殖功能、骨骼健康等方面都有着深远的影响。雌激素可以促进女性第二性征的发育,如乳房增大、脂肪分布等。另外,雌激素还可以帮助调节月经周期和生育功能。

在卵泡期,雌激素可以刺激卵泡发育生长,同时,随着卵泡的逐渐增大,雌激素也会随之增长,出现雌激素的第一个高峰。在黄体期，黄体分泌大量雌激素，出现雌激素第二个高峰，从而促进了子宫内膜增生，为受精卵着床做准备。同时，雌激素也有助于骨骼的健康，它们能促进骨骼的生长和维持骨骼的密度。这就解释了为什么女性在绝经后更容易发生骨质疏松症——这也和女性体内雌激素急剧下降有关哦！

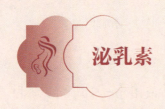

泌乳素

泌乳素是一种由垂体前叶分泌的激素,泌乳素主要负责调节乳汁的产生和分泌。泌乳素的合成和分泌受到下丘脑调节,一般在月经周期内的变化较稳定。泌乳素的功能多种多样,其中最主要的就是促进乳腺发育和乳汁生成。在妊娠期,泌乳素在雌激素和孕激素的协同作用下,促进乳腺腺泡和导管的发育,为产后的哺乳做好准备。

而在分娩后,泌乳素则会刺激乳腺分泌乳汁,满足新生儿的营养需求。此外,泌乳素还能通过调节其他激素的分泌,如抑制促性腺激素的释放,从而在生育过程中发挥不可或缺的作用。不过,需要注意的是,泌乳素异常升高可能预示着垂体腺瘤、甲状腺功能减退等疾病的存在,可能会抑制卵巢排卵,从而导致不孕,需要积极就医检查。

黄体生成素

黄体生成素是由脑垂体前叶分泌的。对于女性来说,黄体生成素在月经周期中能起到关键的作用,即刺激卵巢分泌雌激素和孕激素,同时也参与卵泡的发育和排卵的过程。黄体生成素的分泌受到多种因素的影响,包括促性腺激素释放激素(gonadotropin-releasing hormone,GnRH)的调节,以及卵巢和睾丸的反馈调节。

当我们的身体感知到血液中的黄体生成素水平过高时,会发出信号给垂体,减少黄体生成素的分泌,从而维持体内的激素平衡。在排卵期,垂体在雌激素的作用下大量生成黄体生成素,达到黄体生成素峰。黄体生成素峰出现约36小时,发生排卵,为受孕做准备。

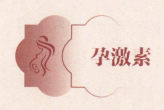

孕激素

孕激素也称为孕酮或黄体酮,是一种类固醇激素,主要由卵巢的黄体细胞分泌,它们在女性的生殖周期发挥着重要的作用。在排卵后,卵巢中的黄体细胞开始分泌孕激素,其主要的作用是准备子宫内膜以供受精卵着床。如果受精卵成功着床,孕激素的水平将持续上升,以维持妊娠状态。

如果未受精,孕激素的水平将下降,导致子宫内膜脱落,形成月经。孕激素在妊娠期间的作用更是不可忽视。在妊娠期间，孕激素与雌激素共同作用，确保胎儿稳定。特别是在胎盘形成之前，孕激素起到了重要作用，以维持胎儿的正常发育。另外，孕激素还可以抑制子宫收缩，防止流产的发生。在胎盘形成后，胎盘会逐渐替代孕激素的功能。

促卵泡激素

顾名思义,促卵泡激素对于女性的主要作用是促进卵泡成熟和发育、促使发育成熟的卵泡分泌雌激素,它是一种由脑垂体分泌的糖蛋白激素。对于男性而言,它的主要作用则是促进男性睾丸产生精子。因此,它对生殖功能至关重要。在月经周期的初期,促卵泡激素的水平会逐渐升高,刺激卵巢中的卵泡开始生长。

当卵泡逐渐成熟时,促卵泡激素的水平又会逐渐下降,触发排卵。排卵后,促卵泡激素的水平会再次上升,促进新的卵泡生长，从而维持月经周期的循环。除了促进生殖细胞的生成和成熟，促卵泡激素还参与了一些其它的生理过程。例如，促卵泡激素可以通过调节女性卵巢或男性睾丸中的其他激素分泌，影响身体的骨骼发育、脂肪代谢等方面。

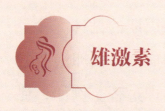

雄激素

雄激素,通常被视为男性荷尔蒙的代表,因为它在男性身体中扮演着至关重要的角色,促进男性第二性征的发展和维持。然而,这并不意味着雄激素对女性来说就没有任何意义。实际上,雄激素在女性身体中也存在,并发挥着不可或缺的作用。雄激素是雌激素合成的前体,对于女性的性发育和生殖功能至关重要。

此外,雄激素还能够影响女性的性欲和性满足感,从而对女性的性生活质量产生积极的影响。另外,雄激素对成熟的卵泡也是很重要的,它的分泌使得卵泡发育的质量更好,也是女性生殖激素中不可缺少的一部分。

当然,雄激素的作用并不是一味地正面。如果女性体内的雄激素过多,可能会导致一系列健康问题,如多囊卵巢综合征、脱发、痤疮等。因此,女性需要保持适当的雄激素水平,以维持身体的平衡和健康。

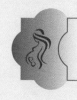 什么时候是检测女性六项激素的最佳时期

女性激素随着月经周期而发生变化,通常,我们建议在月经来潮期间第2~3天的时候检测女性六项激素,因为这时雌激素和孕激素的水平相对较低,可以更为准确地反映卵巢的基础功能状态。

在进行女性激素检测时,还需要注意一些事项。第一,要保持良好的作息和饮食习惯,避免过度劳累和情绪波动对激素水平产生影响。第二,一般情况下,静脉抽血即可完成检测,不需要空腹。第三,如果有异常指标,特别是泌乳素这一指标

异常的情况下，我们建议女性朋友们空腹抽血，并静坐30分钟再检测血值，若还是异常（通常升高），则需要更进一步检查垂体功能，以免耽误怀孕。

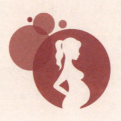

抗缪勒氏管激素

在现代医学的广阔领域中,对于女性生育能力和卵巢健康的评估至关重要。其中,抗缪勒氏管激素(anti-mullerian hormone,AMH)是一个不容忽视的指标。那么,女性炎症性肠病患者的 AMH 会因疾病而改变吗?本节内容将为您揭晓答案。

作者:何 静

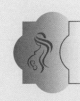

什么是抗缪勒氏管激素

抗缪勒氏管激素由女性卵巢颗粒细胞和男性睾丸支持细胞分泌,它实际是一种由卵巢中颗粒细胞分泌的糖蛋白激素,属于转化生长因子β(transforming growth factor-β,TGF-β)超家族成员,是对女性卵泡募集和生长至关重要的激素之一。抗缪勒氏管激素作为有效评估卵巢功能的血清标志物,被广泛应用于妇产科学领域。

抗缪勒氏管激素的前世今生

阿尔弗雷德·约斯特（Alfred Jost）教授在1947年首次在人类男性睾丸支持细胞中检测出了抗缪勒氏管激素。之后的大量研究表明，在女性体内，抗缪勒氏管激素由卵巢颗粒细胞分泌。女性婴儿出生后，抗缪勒氏管激素水平逐渐上升，23～25岁到达最高峰值；直至30岁后抗缪勒氏管激素水平逐渐下降；绝经前5年，抗缪勒氏管激素水平明显下降；绝经期后抗缪勒氏管激素水平降至极低，几乎无法检测到。

需要注意的是，抗缪勒氏管激素水平虽然对女性生育能力和卵巢健康有重要意义，但并非绝对指标。个体差异、年龄、生活习惯等多种因素都可能影响抗缪勒氏管激素水平。因此，在解读抗缪勒氏管激素结果时，应结合个人的具体情况，特别是年龄，进行全面分析。

育龄阶段不同年龄女性抗缪勒氏管激素正常范围

育龄阶段不同年龄女性抗缪勒氏管激素正常范围请见下表。

表1 育龄阶段不同年龄女性抗缪勒氏管激素正常范围

年龄	抗缪勒氏管激素正常范围
30 岁以下	2.5～6.3 ng/mL
31～35 岁	1.88～6.08 ng/mL
36～40 岁	1.71～5.3 ng/mL
41～45 岁	0.78～3.56 ng/mL

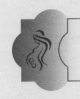

什么时候检测抗缪勒氏管激素最准

抗缪勒氏管激素在女性月经周期内存在一定的波动,但是其不足以具有统计学上的差异,故现代医疗普遍的观点认为,可以在女性任意月经周期中检测抗缪勒氏管激素的值。

抗缪勒氏管激素值过高或过低怎么办

抗缪勒氏管激素值过高或过低,往往反映了女性的一些常见内分泌疾病。抗缪勒氏管激素过高,常提示女性患者患有多囊卵巢综合征(polycystic ovary syndrome,PCOS);抗缪勒氏管激素过低,则提示女性的卵巢储备不足、卵巢早衰和子宫内膜异位症等,往往提示生育能力的下降。

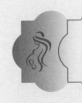

炎症性肠病会影响或损害抗缪勒氏管激素吗

炎症性肠病好发时间与女性生殖生育时间可能存在重合，因此出于担心疾病影响而主观不愿生育的炎症性肠病患者比例较正常人群高。那么，炎症性肠病疾病本身是否会影响女性抗缪勒氏管激素的水平，从而影响女性患者的生育能力呢？

答案是不会。

许多研究者都着力于研究两者的关系或相互关系。根据2022年发表的一篇文章，女性炎症性肠病患者的抗缪勒氏管激素和正常健康女性并不存在差异。但是，如果处在炎症性肠病的疾病发作期,女性卵巢储备功能会明显受限,低于正常健康女性。因此,影响女性生育的是卵巢储备功能,不是抗缪勒氏管激素。

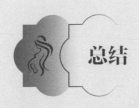

总结

综上所述,患炎症性肠病的女性朋友们大可不必过分担心自己的生育能力。您的自身生育能力没有特别受到疾病的影响,但是需谨记,年龄对抗缪勒氏管激素的影响是决定性并且是不可逆的。所以,控制好疾病症状的同时,您可以和配偶、家人共同商议生育宝宝的计划。

卵泡

卵泡，是女性生殖系统的重要组成部分，承载着生命的起源与繁衍。卵泡的健康与否，直接关系到女性的生育能力。

作者：何 静

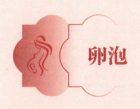

卵泡

卵泡,简而言之,就是卵巢中的一种结构,其中包含了一个卵母细胞及其周围的支持细胞。它的生命周期与女性的生育能力紧密相关,从青春期开始,直至更年期结束。卵泡的存在与变化,不仅关系到女性的生理健康,更是女性能否成为母亲的关键因素。

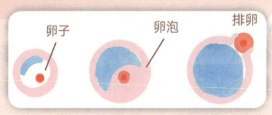

图5 不同时期卵泡示意图

基础窦卵泡

基础窦卵泡是指女性在月经期（一般为月经来潮第2～5天）经阴道彩色超声检查测得的、双侧卵巢内直径在2～10 mm的卵泡数目。它的数量值反映的是卵巢的基础状态及储备能力，对卵巢功能具有一定的预测价值。卵巢储备功能不足即指的女性卵巢内存留的卵子数量未能达到标准阈值，进而导致的女性生育能力下降。对于女性来说，年龄是影响女性卵巢储备功能的独立危险因素，即正常女性，年龄越大，卵巢储备功能越差。

卵泡发育的过程

卵泡的发育是一个复杂而精细的过程。卵泡的发育始于胎儿期6周,直至女婴出生时,仅保存了有限的原始卵泡数量,它们中的绝大多数将随着人体生长发育而逐渐萎缩消失。而剩余的卵母细胞将会始终保持抑制状态于分裂初期直到排卵,所以它是人体内相对长寿的细胞之一(从胚胎6周至女性绝经50岁左右)。

在月经周期的不同阶段,卵泡会经历从静止到生长、成熟直至排卵的转变。在女性的一个月经周期内,往往只有一个被选作排卵，并对月经中期的黄体生成素高峰有反应，最终发生排卵。通常，在月经结束后，卵巢内部就会有卵泡开始发育，这个时候的卵泡就是窦卵泡，直径的平均值在 5～6 mm。正常情况下，卵泡的生长速度是每天 1.5～2 mm，基本上在月经第 14 天的时候，卵泡的直径可达到 18～20 mm，成为成熟卵泡，并可能随时破裂而排出卵子。

卵泡的监测

医学技术的发展,也为卵泡的健康监测提供了更为精确和便捷的手段。

1. 超声检查

超声检查是目前最常用的卵泡监测方法。通过高频声波,医生可以观察到卵巢内卵泡的数量、大小以及形态,从而判断卵泡的生长情况。超声检查无创、无痛,且准确性高,是卵泡监测的首选方法。

2. 血清激素检测

通过检测血清中的促卵泡激素、促黄体生成素以及雌二醇（estradiol，E_2）等激素水平，可以间接了解卵泡的生长状态。这种方法需要在医生的指导下进行，并结合超声检查进行综合判断。

在进行卵泡监测的过程中，应遵照医生的建议进行检查，不同受孕方式的卵泡监测时间和方法可能存在差异。

男性精液质量

作者：何 静

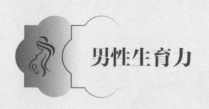

男性生育力

近年来,男性生育力越来越得到关注。传统的观念把不孕不育的原因归结于女性,但是越来越多的科学研究表明,男性因素也具有相当的比例。国外研究发现,1973—2018年,全球男性的平均精子数和精子浓度已经下降了50%以上,并且还在继续下降。

"不孕"指的是由女性因素所造成的无法生育;"不育"指的是由男性因素导致的无法生育。如果有正常的性生活且没有采取任何避孕措施而超过一年未怀孕的，那就可能是患了不孕不育症。据报道，在不孕不育症中，女性因素占1/3，男性因素也同样占1/3，还有1/3是由于男女双方共同的因素所造成的。所以，男性生育力也同样不容小觑。

精液对男性生育力的重要性

精液质量直接关系到男性的生育能力,优质的精液意味着更高的生育成功率,男性的精液质量是衡量男性生育能力和生殖健康的重要指标,需要引起足够的重视。

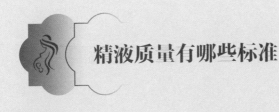

精液质量有哪些标准

精液质量是评估男性生育能力的关键指标之一,它主要包括精液量、精液浓度、精子活力、精子畸形率和DNA碎片指数等多个参数。根据世界卫生组织《人类精液检查与处理实验室手册》(第6版)的要求,男性在测试前应禁欲2~7天,采用体外排精法收集精液,并液化后检测。根据我国现行标准要求,参考值如下:精液量 $\geqslant 1.5$ mL,液化时间 $\leqslant 60$ min、pH值介于 7.2~8、精子浓度 $\geqslant 15 \times 10^6$/mL、精子总数 $\geqslant 39 \times 10^6$ 个、精子总活率 $\geqslant 40\%$,精子正常形态率 $\geqslant 4\%$。

哪些因素会影响精液的质量

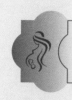

1. 精神压力

精神压力可能会导致生理和心理变化。已有大量的研究结果表明心理应激可能会造成性激素水平（如睾酮等）的波动，从而影响精液的质量，造成男性生育能力的下降。另外，精神压力还可能会通过影响神经内分泌系统或免疫系统，进而影响精子的生成和运动，造成精液量的减少，从而降低受孕的几率。

2. 均衡饮食

多吃新鲜蔬菜水果，少吃高脂肪、高热量食物，保证营养的全面均衡。

3. 心理健康

保持积极乐观的心态，学会调节情绪，避免过度焦虑。

4. 规律和谐的性生活

规律的性生活也是提升精液质量的一个重要因素，一般认为正常成年男性一周的性生活频率在 2~3 次，精液质量较好。

5. 定期检查

定期进行精液检查，了解自己的精液质量状况，特别是不刻意避孕达 1 年者，应重视精液检查的重要意义。

炎症性肠病会影响生育力吗

很多人会问,得了炎症性肠病,影响了肠道的健康和功能,那么它会对生殖系统产生什么影响呢?近年来,越来越多的研究开始关注炎症性肠病对人的生殖系统的影响,主要表现在对男性精液和女性卵巢功能的影响。那么,本节将会为您进一步阐述疾病对生育力的影响。

作者:何 静

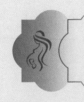

炎症性肠病对男性生育力的影响

炎症性肠病患者的肠道炎症可能通过多种机制影响精液质量。首先，肠道炎症可能导致营养吸收不良，进而影响到睾丸的正常功能和精子的生成。其次，炎症过程中产生的炎性介质可能通过血液循环影响到生殖器官，对精子产生直接损害。此外，炎症性肠病还可能导致激素水平失衡，进一步影响精子的数量和质量。许多项研究表明，炎症性肠病患者精液中的精子数量、活动力和形态都可能受到影响。

一项针对克罗恩病患者的研究发现，

这些患者的精液中，精子密度和活动力显著降低。另一项研究则显示，溃疡性结肠炎患者的精液质量也普遍低于健康人群。

综上所述，炎症性肠病对精液质量的影响机制尚未完全明确。目前认为，肠道炎症可能通过影响营养吸收、激素水平、氧化应激等途径来损害精子的生成和质量。同时，肠道炎症还可能引起全身性的免疫反应，这些免疫反应同样可能对生殖系统造成损害。

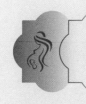

炎症性肠病对女性生育力的影响

炎症性肠病本身不会对女性的卵巢储备功能或者抗缪勒氏管激素有影响。首先,研究显示,相同年龄的女性炎症性肠病患者和普通女性的抗缪勒氏管激素水平不存在显著差异。但是,疾病活动期的女性炎症性肠病患者的生育力减低,其原因为多方面,包括炎症活动时发热、腹痛、腹泻、营养不良、精神性性交困难、性欲减退和抑郁等。

其次,炎症性肠病可能导致营养不良和体重下降,从而影响女性的月经周期和排卵功能。长期的炎症反应还可能导致盆腔器官的粘连和功能障碍,进而影响卵子的运输和受精过程。此外,炎症性肠病患者在治疗过程中使用的药物,如免疫抑制剂和抗生素,也可能对生育能力产生不利影响。

手术是否会造成不孕不育

作者：何 静

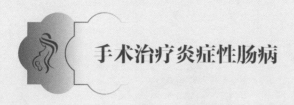

手术治疗炎症性肠病

手术是炎症性肠病的治疗方法之一。据报道，25%～35%的溃疡性结肠炎患者最终会选择手术治疗。

其中，肛周瘘管手术的术式广泛，手术范围灵活，包括了小范围的瘘切开术、大范围的瘘道闭合或直肠切除术等。而目前，对溃疡性结肠炎患者最常用的手术是回肠储袋肛管吻合术（ileal pouch-anal anastomosis，IPAA）。肠切除术则是克罗恩病患者最常接受的手术方式。

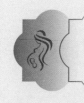

手术会影响女性生育能力吗

传统的观点认为，回肠储袋肛管吻合术手术可能影响女性的生殖能力，这是因为手术过程中可能牵拉或导致腹腔感染，从而间接影响输卵管等女性生殖器官，影响受孕。但是，现代循证医学研究论述了关于手术治疗炎症性肠病对女性生殖的影响，表明手术对女性不孕的影响并无有力证据支持，开放性和腹腔镜下的手术对女性不孕的影响也不存在区别。但是，既往手术史可能会提高流产、剖腹产、低出生体重儿的发生风险，或提高需使用辅助生殖技术来帮助受孕的可能性。

手术会影响男性生育能力吗

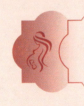

直肠结肠切除术可能和男性性功能障碍有些关联,通常认为手术过程中可能损伤交感神经和副交感神经,有时也可能因为心理因素所导致。一项国外的研究显示,大约12%的溃疡性结肠炎男性患者在回肠储袋肛管吻合手术后,存在勃起功能障碍。

吸烟对炎症性肠病患者生育的影响

　　吸烟作为一种已知的健康风险因素，其含有的尼古丁和其他有害物质可以对人体多个系统造成损害，可能对个人健康造成威胁，并且吸烟对生育能力的影响在近年来也越来越受到重视。对于炎症性肠病患者而言，吸烟对生育力所造成的不良影响甚至比正常人群更大。

作者：何　静

首先，吸烟可能导致女性患者出现月经不规律、排卵障碍等问题，从而影响受孕。其次，对于男性患者，吸烟则可能降低精子的质量和数量，增加不育风险。此外，对于炎症性肠病患者而言，吸烟还可能通过影响激素水平、改变免疫系统功能等方式，进一步加剧炎症性肠病患者的生育困扰。

因此，对于炎症性肠病患者来说，戒烟是一项至关重要的健康行为。这不仅有助于控制病情，减少并发症的发生，还能提高怀孕成功的可能性。为了自身的健康和生育能力，炎症性肠病患者应当积极戒烟，并寻求专业的医学指导和社会支持。

第三章

炎症性肠病常用药物及对围妊娠期的影响

炎症性肠病常用药物及对围妊娠期的影响

怀孕期间,女性的生理状态发生了显著变化,特别是对胎儿的保护机制更加严格。一般来说,怀孕期间用药应遵循"能不用就不用,能少用就少用,能局部就不要全身"的原则。这是因为许多药物都可以通过胎盘屏障进入胎儿体内,可能对胎儿的生长发育造成影响。那么,对于炎症性肠病患者,需长期甚至终身用药,即使在备孕期、孕期和哺乳期也不能停止用药,这种情况下她们需要注意些什么呢？本章节将围绕炎症性肠病的常用药物及对围妊娠期的影响来展开，希望帮助准爸爸或准妈妈们更加了解自身用药安全，确保孕期母婴的健康。

女性炎症性肠病患者在妊娠阶段容易出现病情变化，主要是在两个阶段，第一阶段是怀孕前三个月，第二阶段是怀孕最后的三个月。这主要是与孕妇体内的 TNF-α 及其他相关炎性介质的水平有关。TNF-α 是一种能促进炎症细胞增殖和分化的促炎因子，其主要的作用和机制我们将在本章节的药物相关部分内容为大家做详细的介绍。对炎症性肠病的妊娠妇女来说，TNF-α 的水平变化无疑会引起肠道炎症活动的波动，这也就解释了，为何炎症性肠病妇女在孕期可能出现病情变化或发生不良妊娠结局。

作者：何 静

FDA妊娠五类分级标准

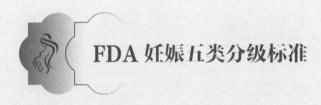

FDA是美国食品药品管理局（Food and Drug Administration）的缩写，所有药物上市或投入临床使用都要经过FDA的批准。早在1979年，FDA就根据药物对动物或者妊娠妇女不同危害程度和致畸危险，将药品由安全性从高到低分为A、B、C、D、X五类，这一标准旨在为医生和孕妇提供用药参考，保障母婴安全。尽管FDA已于2015年更新了怀孕和哺乳期标签规则，但简明扼要的妊娠五类分级标准仍有参考价值。

A类：在人类有对照组的研究中证明对胎儿无害，包括多种维生素以及孕期的维生素制剂。这类药物在妊娠期间使用相对安全，但仍需遵循医嘱。

B类：动物实验中证明对胎儿无害，但没有应用于人类的研究。这类药物在妊娠期间使用也较为安全，但仍需关注潜在风险。

C类：没有很好的动物实验或者人类研究，抑或是动物实验显示对胎儿有不良的作用。这类药物在妊娠期间使用需权衡利弊，遵循医嘱使用。

D类：已经有证据证明对胎儿有危害。这类药物在妊娠期间使用可能对胎儿造成严重影响，应尽量避免使用。

X类：已经证明对胎儿的危险明显大

于任何一类。这类药物在妊娠期间严禁使用，以免对胎儿造成严重损害。

特别要注意的是，在妊娠期或围产期给药时，不仅要考虑药物的分类，同样还要结合药物的剂量。某些药物在正常使用剂量下是安全的，但在超剂量使用的情况下，可能对胎儿产生影响。例如，维生素 A 若大剂量使用，即每日剂量 2 万 IU，则可导致胎儿畸形。一般在药物使用说明书上，会对药物在妊娠期的安全性分类和用药危害进行一定的描述和说明。

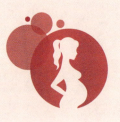

5-氨基水杨酸制剂类

作者：何 静

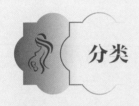

分类

5-氨基水杨酸制剂类药物是一种常用于治疗炎症性肠病的药物,这类药物在肠道内发挥抗炎作用,帮助患者缓解腹泻、腹痛等症状。5-氨基水杨酸制剂主要包括柳氮磺吡啶、奥沙拉嗪和美沙拉嗪。其中,部分美沙拉嗪药物涂层中含有一种叫邻苯二甲酸二丁酯的物质,含有这种物质的药物属于妊娠C类药物,它可能会对胎儿的生殖系统产生影响,还可能导致胎儿性早熟和骨骼畸形。而不含邻苯二甲酸二丁酯的美沙拉嗪则属于B类药物。

女性炎症性肠病患者用药

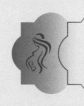

1. 备孕期和妊娠期

柳氮磺吡啶(sulfasalazine,SASP):SASP会抑制叶酸的合成,并且影响叶酸的吸收,从而可能导致胎儿神经管畸形,故服用SASP的女性在备孕阶段和妊娠期均需要每日补充叶酸。

奥沙拉嗪:同美沙拉嗪一样含有邻苯二甲酸二丁酯(dibutyl phthalate,DBP),因此属于妊娠C类药物。它可能会对胎儿的生殖系统产生影响,并且还可能导致胎儿性早熟和骨骼畸形。故不建议使用。

美沙拉嗪：个别案例报道服用美沙拉嗪可导致胎儿出现肾功能不全，但未在大规模的研究中被证实。但是，美沙拉嗪药物涂层中若含有邻苯二甲酸二丁酯（DBP），则不建议使用。

2. 哺乳期

目前，现有的证据表明 5-氨基水杨酸制剂类药物（除了柳氮磺吡啶，因其可能引起溶血）在哺乳期的使用是安全的。其中，服用美沙拉嗪的母亲，其母乳喂养的婴儿可能会出现腹泻的症状，应注意及时观察。而柳氮磺吡啶的代谢产物之一是磺胺嘧啶，可能存在磺胺的不良反应，如早产婴儿、高胆红素血症或葡萄糖-6-磷酸脱氢酶缺乏症等，故应避免在用药期间采用母乳喂养。

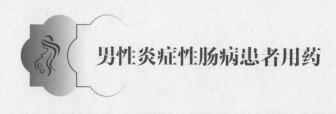

男性炎症性肠病患者用药

男性服用柳氮磺吡啶可引起少精症、精子活力降低及形态异常,但这种情况是可逆的,在药物停止使用后,精子质量会改善。故建议备孕期的男性应提前遵医嘱,使用其他替代药物治疗,一般提前3~4个月为宜。

如前文所述,5-氨基水杨酸制剂本身不会导致不孕不育。尽管它们可能会对胃肠道产生一定的刺激,但不会影响患者的生育能力。患者应根据医嘱调整用药,尽量不使用含邻苯二甲酸二丁酯的药物。

糖皮质激素类

糖皮质激素,作为一种常见的药物,被广泛用于治疗各种疾病,包括炎症、自身免疫性疾病等。然而,对于怀孕的女性来说,糖皮质激素的使用就需要格外小心了。本节将阐述糖皮质激素对怀孕的具体影响。

作者:何 静

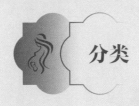# 分类

炎症性肠病患者使用的糖皮质激素一般包括泼尼松龙、甲泼尼龙、氢化可的松和布地奈德等。

作用机制

糖皮质激素主要通过调节体内的炎症反应来发挥作用。它们可以抑制免疫系统的过度反应,从而减轻炎症。但是,这种作用机制也可能对胎儿产生影响。

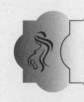

糖皮质激素对怀孕的影响

1. 对胎儿的影响

糖皮质激素本身是干预和改善早产儿预后的重要药物治疗之一,它的应用可促进胎儿肺成熟,降低新生儿呼吸窘迫综合征、脑室内出血、坏死性小肠结肠炎等其他不良结局的发生。但是,糖皮质激素在孕早期使用时,可能会增加胎儿畸形的风险。此外,长期大量使用糖皮质激素可能导致胎儿生长受限,出生体重偏低,甚至增加早产的风险。

2. 对孕妇的影响

孕妇在使用糖皮质激素时,可能会增加患妊娠期高血压、糖尿病等并发症的风险,故既往有糖尿病或罹患妊娠期糖尿病的炎症性肠病患者应慎用或遵医嘱使用。同时,长期大量使用糖皮质激素还可能影响孕妇的骨密度,增加骨折的风险,使用时应监测骨密度,并应该注意补充适量的钙剂和维生素 D。

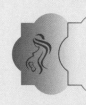

女性炎症性肠病患者用药

1. 备孕期

若备孕期使用糖皮质激素,则往往提示炎症性肠病疾病处于活动期,建议稳定疾病病情后再考虑妊娠,故不建议在急性活动期做妊娠备孕的准备。

2. 妊娠期

糖皮质激素的使用通常是在疾病的活动期,故以目前的研究结果来看,不能完全肯定究竟是疾病活动期增加了妊娠期并发症的风险,还是糖皮质激素药物本身增加的风险。另外,以往的研究证实,孕早期应用糖皮质激素,特别是在孕期的前12周使用,可能会增加出生新生儿唇腭裂的风险,但是风险程度仍然很低,故短期可以使用。因泼尼松龙的胎盘转化率较甲泼尼龙高,故建议首选甲泼尼龙,其使用更安全。

3. 哺乳期

相关研究建议,为了减少婴儿的暴露风险,建议在使用甲泼尼龙和泼尼松龙后,哺乳应在用药后8~12小时,母乳喂养应错开药物在乳汁的浓度高峰。对于布地奈德,可在哺乳期安全使用。

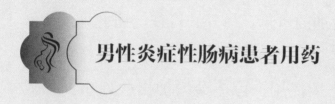

男性炎症性肠病患者用药

目前关于糖皮质激素对男性生育力的影响的数据较少,仅有有限的证据表明,糖皮质激素对男性生殖影响小,安全性较好。故男性炎症性肠病患者可遵循医生的治疗方案合理使用,以控制疾病发展。

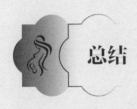

总结

孕妇在使用糖皮质激素前应咨询医生，了解药物的具体风险和益处，确保用药的安全性和合理性。同时，孕妇还应定期产检，密切关注胎儿的发育情况，及时发现问题并处理，确保母婴的安全。

抗生素

作者：何 静

分类

炎症性肠病患者常使用的抗生素主要包括甲硝唑类、喹诺酮类和青霉素类等药物。接下来,我们将分别阐述这三类抗生素对炎症性肠病患者生育的影响。

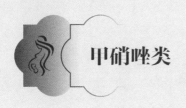

甲硝唑类

甲硝唑,一种广泛应用于临床的抗生素,主要用于治疗厌氧菌引起的各种感染。然而,对于怀孕的女性来说,甲硝唑的使用需要特别谨慎。

首先,让我们来了解一些甲硝唑的药理机制和作用。甲硝唑的药理作用主要是通过抑制细菌的DNA合成来达到杀菌的目的。这种药物在体内的代谢途径主要是通过肝脏进行,但其代谢产物是否会对胎儿造成影响,目前尚无定论。因此,对于怀孕的女性来说,使用甲硝唑前需要充分了解其可能的风险。

动物实验表明,高剂量的甲硝唑可能对胎儿产生一定的致畸作用。尽管在人类中的研究尚未得出明确结论,但多数研究建议,怀孕期间尽量避免使用甲硝唑,特别是在孕期的前三个月内,这是胎儿发育的关键时期。除了直接的致畸作用外,甲硝唑还可能引起一些不良反应,如恶心、呕吐、腹泻等,这些反应可能对孕妇的身体健康造成一定的影响。同时,甲硝唑也可能导致肠道菌群失调,影响孕妇的营养吸收。

再者,甲硝唑还可经乳汁分泌,目前没有证据表明在哺乳期用药是绝对安全的,建议哺乳期尽量避免使用。如确定要使用甲硝唑,则建议更改为人工喂养。

综上所述,甲硝唑对怀孕的影响不容忽视。为了避免可能的风险,建议怀孕的女性炎症性肠病患者在用药前务必咨询医生,并在医生的指导下选择合适的药物,确保母婴健康。

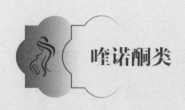

喹诺酮类

喹诺酮类药物是一类广泛应用于临床的广谱抗菌药,具有抗菌谱广、抗菌作用强等特点。然而,随着其使用范围的扩大,关于其对怀孕影响的问题也日益受到关注。

喹诺酮类药物主要通过抑制细菌DNA的合成和复制来发挥抗菌作用。这种药物可以迅速进入细胞内,与细菌的DNA回旋酶结合,从而阻断细菌的DNA合成过程,导致细菌死亡。

研究表明,喹诺酮类药物在动物实

验中表现出一定的生殖毒性。动物实验表明，高剂量的喹诺酮类药物可能导致胎儿畸形、骨骼发育异常等问题。但是，最新的一项系统综述认为，在孕期的前三个月使用适量的喹诺酮类药物并不会增加不良妊娠结局的概率。

因此，我们应该重视孕妇的药物使用安全，遵循医生的建议和指导，确保孕妇及胎儿的健康。同时，我们也期待未来能够进一步深入研究喹诺酮类药物的生殖毒性，为临床用药提供更加科学、准确的依据。

青霉素类

青霉素是一种广为人知的抗生素,自问世以来,它在全球范围内挽救了无数生命。那么,青霉素对怀孕究竟有怎样的影响呢?

首先,我们需要了解青霉素的基本特性。青霉素主要通过破坏细菌的细胞壁来抑制其生长,从而达到治疗感染的目的。由于其针对性强,不良反应相对较小,因此在临床上广泛应用。对于孕妇而言,青霉素在大多数情况下是安全的。事实上,许多研究表明,青霉素在怀孕期间的使用并不会增加胎儿畸形的风险。但这并不意味着孕妇可以随意使用青霉素。任何药物的使用都应在医生的指导下进行，医生会根据孕妇的具体情况，如感染的严重程度、孕妇的身体状况等，来决定是否使用青霉素。

其次，尽管青霉素的不良反应相对较小，但这仍然有可能发生，如过敏反应、胃肠道不适等。对于孕妇来说，这些反应可能会对胎儿产生一定影响。因此，在使用青霉素期间，孕妇应密切关注自身和胎儿的反应，如有任何不适，应立即就医。除了直接对怀孕的影响外，我们还需要考虑青霉素在孕妇体内的代谢情况。研究表明，青霉素在孕妇体内的代谢与正常人群并无显著差异，这意味着青霉素在孕妇体内可以正常发挥作用，但同时也需要注意药物的剂量和使用频率。

患有炎症性肠病的孕妇在使用青霉素时，应在医生的指导下进行，密切关注自身和胎儿的反应，以确保药物的安全性和有效性。

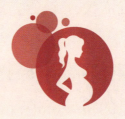

免疫抑制剂类

免疫抑制剂，顾名思义，其主要作用是抑制免疫系统功能作用的一些治疗性药物。目前，免疫调节剂已成为炎症性肠病治疗的主要药物之一。常用的免疫抑制剂包括硫嘌呤类、沙利度胺及甲氨蝶呤等，适用于对激素依赖或无效以及诱导缓解后维持治疗的患者。由于免疫抑制剂抑制了机体的免疫反应，患者在使用过程中最常见的不良反应是各种感染性疾病，如肺炎、带状疱疹等。此外,免疫抑制剂还可能引起一些严重的并发症,如肾功能损害、恶性肿瘤等。这些不良反应和潜在风险不仅影响了患者的治疗效果,还可能对患者的生命造成威胁。因此,妊娠期对于免疫抑制剂的选择和应用应格外谨慎。

作者:何 静

巯嘌呤类药物

巯嘌呤类药物主要通过抑制免疫细胞的增殖和功能,从而发挥其抗炎和免疫调节的作用。其在 FDA 的妊娠用药五类分级中为 D 级。

1. 对于妊娠期女性患者的影响

在妊娠期,女性可使用巯嘌呤类的药物,但是建议使用剂量不宜超过 2 mg/kg。虽然有系统综述表明,与未接受巯嘌呤类药物治疗的妇女相比,妊娠期间使用巯嘌呤类药物妇女的婴儿发生低体重风险增高。但是，将疾病活动度这一危险因素去除后，使用巯嘌呤类药物并不会增加低体重儿的风险。另外，若母体妊娠期间使用了巯嘌呤类药物，则建议婴儿出生后立即检查血常规。

对于哺乳期的巯嘌呤类药物使用，虽然血液中通常检测不到药物浓度，但出于哺乳期的安全性，专家对此仍有分歧，建议谨慎选择母乳喂养，必要时，可咨询专业医生。若坚持母乳喂养者，建议服药后 4 h 再进行母乳喂养以避开血药浓度高峰。同时，建议在母乳喂养后 10～15 天监测婴儿血细胞计数。

2. 对于男性患者生育的影响

一项丹麦的队列研究结果揭示了，男

性在女性怀孕备孕期间，使用巯嘌呤类药物并不会显著增加婴儿不良结局（如先天异常、胎龄小和早产等）的风险，这项队列研究也是全球最大的一次该领域的队列研究，可信度较高。

另外，一项前瞻性的研究对患者精液样本进行了分析，发现使用巯嘌呤类药物可能会削弱炎症性肠病患者的精子活力。综上所述，是否停药应根据精液情况而定，必要时咨询专业男科医生和消化科医生以调整药物使用。

沙利度胺

沙利度胺通过稳定溶酶体膜,抑制中性粒细胞趋化性,产生抗炎作用,从而抑制炎症性肠病的发展。

1. 对于女性妊娠期患者的影响

沙利度胺在FDA的妊娠期用药五类分级中为X级,孕期应严格禁止使用;备孕期的女性,停药6个月以上,方可妊娠。沙利度胺的致畸性与药物剂量无关,即使单次给药也会引起高频率的严重或危及生命的出生缺陷(如海豹肢等)。

此外,沙利度胺长期使用(一般治疗时间超过 10 个月)还会引起女性卵巢储备功能下降。故未生育的女性应和医生充分沟通,慎重使用。

因沙利度胺属于强致畸性药物,虽然缺乏对应阶段的人类数据,但也建议在哺乳期禁用。

2. 对于男性患者生育的影响

沙利度胺可分布到男性精液中,有生育需求的男性需停药至少 6 个月后才可考虑生育。

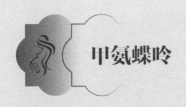

甲氨蝶呤

甲氨蝶呤是一种人工合成的叶酸类似物,其在炎症性肠病的治疗中主要是起到抗炎作用,其作用机制可能与其促进腺苷在细胞外炎症部位释放,减少炎症部位的中性粒细胞数,降低促炎性因子表达有关。

1. 对于女性妊娠期患者的影响

甲氨蝶呤是叶酸拮抗剂氨基蝶呤的甲基化产物,可拮抗胎儿对叶酸的利用,从而引起胎儿中枢神经系统为主的先天畸形。妊娠早期使用可主要表现为神经管、肢体或颅面畸形等;妊娠晚期使用可导致胎儿发育迟缓、骨骼畸形或腭裂等。另外,甲氨蝶呤还有药物的蓄积毒性,受孕前有暴露及接触史者,也可能发生胎儿流产或畸形的可能。因此,建议女性在怀孕前6个月停止服用甲氨蝶呤。

虽然甲氨蝶呤在人类母乳中的浓度非常低,低于母体血药浓度的10%,但是美国儿科学会建议应避免在哺乳期使用甲氨蝶呤,因其可能引起婴儿免疫抑制、粒细胞缺乏、癌变,从而影响婴儿生长发育等。

2. 对于男性患者生育的影响

男性在备孕期使用甲氨蝶呤会出现可

逆性的精子减少症，停药后的3个月可恢复，这可能和破坏精原细胞和精母细胞中的DNA合成有关。因此，建议男性在备孕前3～6个月停用甲氨蝶呤。

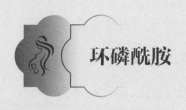

环磷酰胺

环磷酰胺一般通过抑制DNA合成和细胞增殖、诱导细胞凋亡、减少症状和炎症的反应,从而起到缓解炎症性肠病的作用。

1. 对于女性妊娠期患者的影响

环磷酰胺对女性生殖能力有一定的毒性影响,可造成卵巢损伤、早衰及激素的失衡。不仅如此,环磷酰胺对胚胎发育也有影响,可造成后代畸形率明显升高。对于有环磷酰胺暴露史的婴儿,常见的畸形有头颅畸形、面部发育不全、小耳畸形及四肢减少等缺陷。另外，妊娠期使用环磷酰胺也可能导致流产。

对于哺乳期的女性而言，使用环磷酰胺的风险明显大于益处。哺乳期有环磷酰胺暴露史的产妇，其母乳喂养婴儿出现的不良反应通常为白细胞减少、骨髓抑制等。

综上所述，建议女性患者停用环磷酰胺至少 6 个月以上方可考虑妊娠，在妊娠期和哺乳期均应禁用环磷酰胺。

2. 对于男性患者生育的影响

环磷酰胺对男性生殖系统有强大的毒性作用，可通过多个环节影响男性生殖功能，导致精子畸形率升高、精子活性下降以及睾丸精曲小管损伤等。所以，接受环磷酰胺治疗的男性可能会发生少精症甚至无精症，其中部分患者停药后可逆，但是恢复时间较长。因此，建议男性备孕前至少停用环磷酰胺6个月以上。

环孢素

1. 对于女性妊娠期患者的影响

环孢素在妊娠期可穿过胎盘,故母体羊水、胎盘及胎儿组织中均能检测出环孢素。但是,接受环孢素的女性其后代发生异常的风险似乎很低,故在妊娠期女性可以短期使用低剂量的环孢素,并定期监测血药浓度。

对于使用环孢素的哺乳期女性而言,不建议采用母乳喂养,因不同母体中检测出的环孢素浓度差异较大。对于正在使用的哺乳期女性而言,需要权衡利弊,并严密监测母体外周血、母乳及其婴儿外周血中的环孢素浓度。若无监测条件，不建议在哺乳期使用环孢素。

2. 对于男性患者生育的影响

环孢素对男性生殖功能的影响呈剂量相关性，有生育需求的男性应权衡利弊后短期使用低剂量的环孢素。

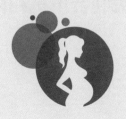

生物制剂类

生物制剂类主要包括肿瘤坏死因子α（tumor necrosis factor-α，TNF-α）、单克隆抗体（如英夫利昔单抗和阿达木单抗等）、新型单克隆抗体（如维得利珠单抗和乌司奴单抗）及其他生物制剂等。这类生物制剂对于控制炎症性肠病的病情发展和改善预后起着重要作用。生物制剂的安全性目前仍在研究中，没有充分证据发现其有增加胎儿或母体的风险。

作者：何　静

英夫利昔单抗和阿达木单抗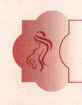

1. 对于女性妊娠期患者的影响

目前的做法是在怀孕的最后3个月停止使用生物制剂,因为这一阶段是大剂量药物可以透过胎盘的时期。在患者疾病缓解的情况下,建议使用至妊娠22～24周,如果母亲疾病复发风险大或疾病处于活动期的情况下,可考虑继续使用至30～32周。如果孕期使用这类药物,新生儿出生至少6个月以后方可接受活体疫苗接种。

对于哺乳期的患者来说,并不会对母乳喂养的婴儿产生不良影响,因此哺乳期可正常使用。

2. 对于男性患者生育的影响

目前,大部分的研究显示,此两种药物对男性精子并未产生显著影响,建议咨询医生后使用。

维得利珠单抗和乌司奴单抗

维得利珠单抗为可与整合素 α4β7 特异性结合，阻滞其与黏膜地址素细胞黏附分子（mucosal addressin cell adhesion molecule-1，MAdCAM-1）交联，抑制记忆T淋巴细胞从内皮组织向炎性胃肠薄壁组织迁移，从而抑制炎症性肠病的炎症反应。

乌司奴单抗是抗白细胞介素（interleukin，IL）-12/IL-23全人源化免疫球蛋白IgG1单克隆抗体，可结合IL-12和IL-23的共同亚基p40，阻断下游的 Th1 和 Th17 等效应通路,从而达到抑制炎症反应、治疗炎症性肠病的作用。我国于 2020 年批准用于成人克罗恩病的治疗。

1. 对于女性患者生育的影响

维得利珠单抗和乌司奴单抗对妊娠期炎症性肠病女性和胎儿的影响较小,但是由于妊娠晚期免疫球蛋白 IgG 胎盘转移显著增加,换言之,这两种单抗可在妊娠晚期通过胎盘,因此建议使用维得利珠抗体和乌司奴单抗维持治疗的炎症性肠病患者最后一次使用应在预产期前 6~10 周。并且,和其他生物制剂一样,新生儿出生至少 6 个月以后方可接受活体疫苗接种。

维得利珠单抗和乌司奴单抗对于哺乳

期的影响较小，可安全使用。

2. 对于男性患者生育的影响

目前尚缺乏维得利珠单抗和乌司奴单抗对男性生育的证据，请咨询专业医生后使用。

肠内营养制剂

作者:何 静

肠内营养（enteral nutrition, EN）是指通过口服或管饲的途径获得机体需要的人工合成营养素，按肠内营养占营养需求量的比例可以分为完全肠内营养和部分肠内营养。两者的区别在于完全肠内营养是不进食其他食物，只进食人工合成营养素。

在炎症性肠病急性发作期，肠内营养是主要的食物替代疗法，它能够保持肠黏膜屏障并改善免疫功能，维持肠道菌群正常的分布和平衡，促进全身营养状态恢复。肠内营养的安全性良好，适宜在围生育期的任何时间段内使用。女性炎症性肠病患者属于营养不良的高风险人群，对于该类人群，肠内营养是较安全并且优先选择的方案。

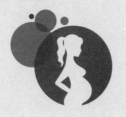

中药制剂

作者：何 静

中医药治疗对妊娠期炎症性肠病具有一定的临床疗效,但目前仍缺乏大样本、高质量的临床随机对照试验支持。目前,多数中药未发现有生殖毒性,但仍有部分常用中药表现出一定的生殖毒性。在《中华人民共和国药典》(2015)中,将中药妊娠禁忌药分为禁用与慎用两类。孕妇禁用药材通常为大毒药材或药效猛烈的药物,如朱砂、雄黄、麝香等;孕妇慎用药材则主要为活血化瘀、行气、温里、攻下等类型药物,如益母草、枳实、肉桂、番泻叶等。综上所述,孕产期应与医生充分沟通关于中医药治疗的想法,切不可自行盲目使用中药材,以免发生母婴危害。

第四章

炎症性肠病患者如何顺利度过妊娠期

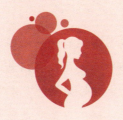

当怀孕遇上炎症性肠病，该怎么办

对于每位准妈妈来说，孕期的经历总能多多少少给自己的家庭甚至人生留下些许的回忆。如果在怀孕这一人生的重要阶段，又遭遇了炎症性肠病活动期的挑战，无疑是对准妈妈和未来宝宝健康的双重考验。炎症性肠病本身并不会很大程度上影响女性的生育能力，这个我们在之前的章节中已经讨论过了。但是，我们也不能小觑其他可能影响妊娠的一些因素。有哪些因素可能会影响炎症性肠病患者的妊娠状态,甚至改变妊娠结局呢?本节将围绕这个主题展开讨论,为炎症性肠病准妈妈们提供应对策略与指南,帮助准妈妈们安全度过孕期。

作者:何静 盛纯

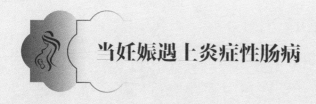

当妊娠遇上炎症性肠病

一些免疫系统性疾病，如类风湿性关节炎和多发性硬化症，已被证实在妊娠期可能会有所改善，其中关键在于雌激素和孕激素的作用。那么，炎症性肠病是一组涉及肠道慢性炎症的自身免疫性疾病，妊娠对于炎症性肠病又有什么影响呢？雌激素对人体肠道的作用具有不一致性，一方面雌激素和孕激素对肠道炎症的发生具有促进作用，使肠道通透性改变；另一方面雌激素和孕激素对肠道炎症的发生又具有抑制作用，可减少促炎细胞因子的产生，促进伤口的愈合。

因此,国内外专家均建议,炎症性肠病患者更宜在缓解期进行妊娠,尤其在内镜黏膜愈合状态下的妊娠可获得更佳的妊娠结局。

综上所述,理论上妊娠期可改善炎症性疾病,但临床中发现当炎症性疾病处于活动期时妊娠,会增加后续整个妊娠期控制炎症性疾病活动的难度,甚至炎症性疾病会持续活动。

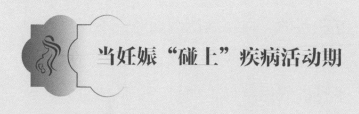

当妊娠"碰上"疾病活动期

炎症性肠病活动期是指疾病症状明显、炎症反应加剧的阶段。在这一阶段患者可能出现腹痛、腹泻、体重下降等症状。患者在疾病活动期时,若正处于妊娠状态,一定要提高警觉,立即识别活动期的一些临床症状,如腹痛、腹泻、血便等,并立即前往消化内科医师处就医。因为对于孕妇而言,这些症状不仅影响自身的营养吸收和健康状况,还可能对胎儿的生长发育产生不良影响。

另外,妊娠和疾病活动期的关系是相

互联系的。在疾病活动期时，不仅患者的生育能力是下降的，并且还容易造成一些不良的妊娠结局，如早产、低体重儿甚至先天畸形等。另一方面，妊娠状态在疾病活动期时，也有可能加重炎症性肠病的病情，使得炎症性肠病各症状表现较未妊娠患者更剧烈。

所以，对于妊娠期的管理，无论采取药物、手术还是其他治疗，均须考虑安全性和有效性，必要时及时调整，切不可盲目认为"是药三分毒"而讳疾忌医，造成更加严重的后果。

药物治疗与安全

需要特别注意的是,炎症性肠病活动期内药物治疗必不可少。不能因为妊娠而随意自行减少药物用量甚至终止用药。有研究显示,只有38.49%的炎症性肠病孕妇会选择全程规律服药,40.87%的孕妇会选择病情加重时服药,这样反而会使炎症性肠病控制不佳,造成疾病发展而导致不良妊娠结局。所以,建议孕妇在医生的指导下,选择对胎儿安全的药物,并严格按照剂量和使用方法进行治疗。

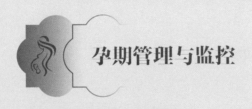

孕期管理与监控

在孕期,准妈妈需要密切关注自己的身体状况,定期进行产检和炎症性肠病的病情监测。产检可以及时发现胎儿的生长发育问题,而炎症性肠病的病情监测则有助于了解炎症活动的程度,从而采取相应的治疗措施。准妈妈们务必要记住,必要时联合多学科团队的诊疗模式可能更加适合孕期的炎症性肠病患者,建议同时随诊消化内科专业医生和妇产科医生,并做好不同科别诊疗后的沟通。

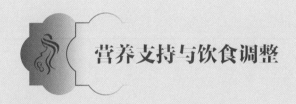

营养支持与饮食调整

良好的营养支持对于孕妇和胎儿的健康都至关重要。在炎症性肠病活动期,由于肠道炎症的影响,准妈妈可能会出现营养吸收障碍。

因此,孕妇需要在医生的指导下进行饮食调整,选择营养丰富、易消化的食物,确保自己和胎儿获得足够的营养。

心理调适与支持

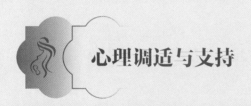

炎症性肠病的准妈妈可能会因为疾病和妊娠的双重影响,有时会感到焦虑、不安。此时,心理调适与支持显得尤为重要。孕妇可以通过与家人、朋友沟通,寻求专业心理咨询等方式,缓解负面情绪,保持积极乐观的心态。

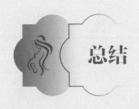

总结

综上所述,在妊娠期这一特殊时期,炎症性肠病患者及家属更应该与专业医务人员保持良好且有效的沟通,提高患者的治疗依从性。在《多伦多共识:妊娠期炎症性肠病临床实践指南》中就指出,对于活动性或者复杂性的炎症性肠病妊娠期患者,最好于具备高危产妇诊疗经验的妇产科医生处就诊,并警惕妊娠期的并发症,同样,消化科医师也应给予孕期的建议和指导。

当肠镜检查遇上妊娠期，还能做吗

作者：盛 纯

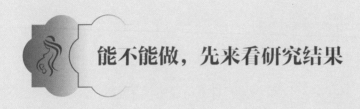

能不能做,先来看研究结果

2014年一项调查显示,在美国,每年约有20 000名孕妇接受胃肠道内窥镜检查。妊娠期胃肠镜检查除了患者安全外,还涉及胎儿安全这一关键问题。有些人认为内窥镜检查所用药物可能具有潜在的流产或致畸作用。

同时,有两项基于对83名和60名孕妇的回顾性研究表明,上消化道内镜检查(esophagogastroduodenoscopy,EGD,也称食管、胃、十二指肠镜检查)似乎对母亲和胎儿都相对安全,当对胃肠道出血进行 EGD 时，诊断率约为 95%。妊娠期 EGD 适应证包括急性胃肠道出血、吞咽困难＞1 周或使用 EGD 进行治疗。

一项研究对 48 名怀孕期间进行乙状结肠镜检查的孕妇进行调查，结果显示，大部分母亲检查后胎儿情况均良好，仅有罕见的胎儿发育不良，并且只有当母亲病情严重时，胎儿情况才会受到较大影响。因此，在必要情况下，如孕妇发生严重的急性下消化道出血、慢性腹泻、远端结肠狭窄、疑似炎症性肠病发作和潜在的结肠恶性肿瘤时，应强烈考虑乙状结肠镜检查。

而妊娠期结肠镜检查（全结直肠检查）的数据有限。一项针对 20 名孕妇的研究显示，结肠镜检查有小概率会导致胎儿情况变差，但当孕妇有做结肠镜检查的强烈需要，如已知的严重结肠狭窄、活动性下消化道出血时，可在临床医生充分判断后进行。

对于妊娠期泻药的选用，消化科医生和产科医生也有一些不同的偏好。研究显示，产科医生不太倾向于使用聚乙二醇电解质散溶液，消化科医生则不然。在比较结肠镜检查的肠道制剂方面，半数的消化科医生表示更喜欢使用聚乙二醇电解质散溶液。

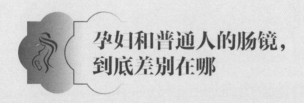
孕妇和普通人的肠镜，到底差别在哪

首先，是肠道准备。相信大部分阅读本书的读者，曾经都有过结肠镜检查的经历，肠道准备可能是每次检查中最"艰难"的时刻之一了。肠道准备需要服用缓泻剂及大量饮水，目前有关缓泻剂是否对胎儿具有影响的调查结果和实践较少，同时，部分妊娠期妇女本就存在呕吐、恶心、食欲不佳等情况，大量饮水可能会加重这些症状。

其次，是检查过程。因无痛肠镜涉及麻醉药物的使用，妊娠期妇女一般不建议选择。而普通（非无痛）肠镜检查可能会刺激肠道引起子宫收缩，因此尽量不要选择孕期的前三个月进行检查，以防引起先兆流产，同时也不建议选择孕期的后三个月，以防引起早产。

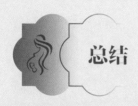

总结

一般来说，不建议妊娠期妇女进行肠镜检查，如果一定要做，尽量不选择怀孕早、晚三个月。但到底有没有必要做、什么时候做、怎么做，要根据孕妇当时情况进行具体评估。

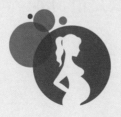

炎症性肠病妊娠患者如何警惕静脉血栓风险

作者:何 静

什么是静脉血栓

深静脉血栓，简称DVT（deep vein thrombosis），指的是血液在静脉内不正常地凝结，形成血栓，阻塞血管，导致血液回流受阻。这种病症通常发生在下肢的深静脉中，尤其是小腿和大腿的后部。其成因多种多样，主要包括长时间久坐或卧床、缺乏运动、手术或创伤后的制动、妊娠、肥胖、遗传因素等。在日常生活中，长时间的工作、缺乏运动，以及不规律的作息都可能是深静脉血栓的诱因。

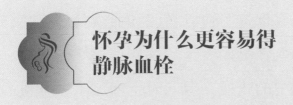

怀孕为什么更容易得静脉血栓

1. 生理变化

怀孕期间,女性体内经历了一系列生理变化,这些变化为静脉血栓的形成提供了条件。随着胎儿的生长,子宫会对下腔静脉施加压力,导致下肢静脉回流受阻。这种回流受阻使得血液在下肢静脉中淤积,增加了血栓形成的风险。

2. 激素水平

孕妇体内的激素水平也发生了显著变化,特别是孕激素和雌激素的升高。这些激素不仅促进了血管扩张和血液稀释,还有助于血液凝固。虽然这些变化有助于分娩过程中的止血,但同时也增加了静脉血栓的风险。

3. 活动减少

由于孕期的不适和体重增加,许多孕妇减少了活动量。长时间的久坐或卧床使得下肢静脉血流缓慢,增加了血栓形成的风险。缺乏运动也影响了血液循环,进一步加剧了这一问题。

炎症性肠病患者的家庭支持

　　炎症性肠病是一种慢性肠道炎症性疾病，容易对患者的生活质量产生严重的影响。在患者的治疗过程中，家庭支持起着至关重要的作用。

作者：梁　燕

炎症性肠病患者的家庭支持策略

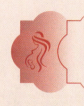

以下是一些关于炎症性肠病患者家庭支持方面的建议。

1. 理解和接受

家庭成员需要理解并接受患者的病情,包括疾病的症状、治疗方法和可能的并发症。这有助于减轻患者的心理压力,并增强她们对抗疾病的信心。

2. 提供情感支持

家庭成员应给予患者足够的关爱和支

持，帮助她们度过疾病的艰难时期。鼓励患者表达自己的感受，倾听她们的需求和担忧，并提供积极的反馈和建议。

3. 协助日常生活

家庭成员可以帮助患者完成日常生活中的一些任务，如购物、烹饪、清洁等。这可以减轻患者的身体负担，让她们有更多的时间和精力来应对疾病。

4. 监督饮食

炎症性肠病患者需要特别注意饮食，避免食用可能加重病情的食物。家庭成员可以帮助患者制订健康的饮食计划，并监督她们的饮食执行情况。

5. 提供医疗信息

家庭成员可以帮助患者收集并理解医疗信息，包括疾病的治疗方法、药物的使用方法和注意事项等。这有助于患者更好地了解自己的病情，并积极配合医生的治疗建议。

6. 鼓励运动

适当的运动可以帮助炎症性肠病患者缓解症状，提高生活质量。家庭成员可以鼓励患者参加一些轻度的运动，如散步、瑜伽等，并提供必要的支持和陪伴。

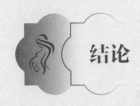

结论

总之,家庭支持对炎症性肠病患者来说至关重要。家庭成员的理解、关爱和支持可以帮助患者更好地应对疾病,提高生活质量。同时,家庭成员也需要关注自己的心理健康,以免因过度压力而影响家庭关系和患者的康复。

炎症性肠病患者的社会支持

　　社会支持是指个体在面对困难和压力时,从个人之外的各种资源和关系中获得的物质和精神上的帮助。这种支持可以来自多个方面,如亲人、朋友、邻居、同事、社区组织和社会机构等。社会支持是社会心理学的一个核心概念,对个体的心理健康和幸福感具有重要影响。而炎症性肠病是一种慢性且容易复发的疾病,它对患者的身体、心理和社会生活都产生了深远的影响。因此，社会支持在炎症性肠病患者的生活中起着至关重要的作用。

作者：梁　燕

社会支持和家庭支持的联系与区别

对于炎症性肠病患者的社会支持与家庭支持之间既存在区别又有紧密的联系。以下是关于两者区别与联系的详细阐述。

1. 社会支持和家庭支持的区别

首先,社会支持和家庭支持的来源不同。

社会支持主要来源于患者所处的社会环境,包括社区、工作单位、公益组织、医疗机构等提供的各种形式的帮助。例如,中国红十字基金会与武田中国联合发起的 IBD 患者援助项目，就是社会支持的一种体现。家庭支持则主要来源于患者的家庭成员，包括父母、配偶、子女等。家庭支持更多地体现在日常生活的照料、心理情感的慰藉，以及经济上的支持等方面。

其次，社会支持与家庭支持的形式不同。

社会支持的形式多样，包括物质援助（如药品捐赠、资金支持）、心理援助（如心理疏导、康复训练）、医疗援助（如搭建全病程数字化平台、提高药物可及性等）等。家庭支持的形式则相对单一，主要集中在日常生活的照料、陪伴与沟通等方面。然而，家庭支持对于患者的心理安慰和康复过程具有不可替代的作用。

2. 社会支持和家庭支持的联系

社会支持和家庭支持可相互补充，二者在炎症性肠病患者的康复过程中相辅相成。家庭支持可以为患者提供最直接、最亲密的关怀，而社会支持则能在更广泛的范围内为患者提供帮助，如医疗资源、经济援助等。

社会支持和家庭支持可协同帮助患者康复。无论是社会支持还是家庭支持，其目的都是为了帮助患者更好地应对疾病带来的挑战，提高生活质量。通过加强社会与家庭之间的联动，可以形成更加完善的支持体系，为患者提供更加全面、有效的帮助。

社会支持和家庭支持能够相互促进。家庭支持的加强可以提高患者对社会支持的利用率和满意度，而社会支持的发展也可以为家庭提供更多的资源和支持，从而增强家庭对患者康复的信心和能力。

综上所述，社会支持与家庭支持在炎症性肠病患者的康复过程中具有不同的作用和价值，二者既相互区别又紧密联系。为了更好地支持患者应对疾病挑战，我们需要充分发挥社会与家庭的作用，加强二者之间的联动与协作。

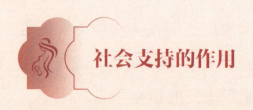
社会支持的作用

首先,社会支持可以帮助患者更好地应对疾病带来的挑战。炎症性肠病的症状如腹痛、腹泻和便血等,不仅影响了患者的身体健康,还可能导致她们无法正常工作或参与社交活动。在这种情况下,家人、朋友和同事的理解和支持就显得尤为重要。他们可以提供实际的帮助,如陪伴就医、分担家务或提供工作上的支持,从而减轻患者的负担。

其次,社会支持有助于缓解患者的心理压力。炎症性肠病是一种终身性疾病,反复发作和症状不稳定可能导致患者出现焦虑、抑郁等负面情绪。此时，心理治疗和支持性咨询就显得尤为重要。专业的心理医生可以通过心理治疗帮助患者调整心态，提高应对疾病的能力；而家人和朋友的支持则可以让患者感受到关爱和温暖，缓解她们的心理压力。

再次，社会支持还可以提高患者的信息获取能力。在现代社会，通过互联网和社交媒体等渠道，患者可以获取到大量的关于炎症性肠病的信息。这些信息不仅可以帮助患者更好地了解自己的疾病，还可以让她们了解到最新的治疗方法和技术。同时，患者之间也可以通过网络建立联系，共同分享治疗经验和心得，从而增强她们的抗病信心。

最后，社会支持还可以帮助患者获得实质性的帮助。例如，一些公益组织和基金会能为患者提供经济援助、医疗咨询和康复指导等服务。这些服务可以让患者感受到社会的关爱和支持，同时也可以减轻她们的经济负担和治疗压力。

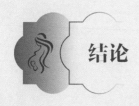

结论

社会支持在炎症性肠病患者的生活中起着至关重要的作用。通过提供情感支持、信息支持和实质性支持,社会可以帮助患者更好地应对疾病带来的挑战,提高她们的生活质量。同时,我们也应该鼓励更多的人关注和参与到炎症性肠病的公益活动中来,为患者提供更多的帮助和支持。

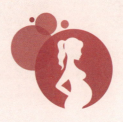

炎症性肠病患者的心理支持

炎症性肠病是一种慢性的、复发性的疾病,它可能会对患者的生活质量和心理健康产生负面的影响。

作者:梁 燕

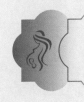

炎症性肠病患者的心理支持策略

以下是一些为炎症性肠病患者提供心理支持的建议。

1. 理解病情

让患者理解她们的病情是非常重要的。这包括了解炎症性肠病的基本知识,如症状、治疗方法以及可能的并发症。这有助于减轻她们的恐惧和焦虑,同时也能使她们更好地配合治疗。

2. 寻求社会支持

让患者知道她们并不孤单,周围有很多人愿意并可以提供帮助,其中包括家人、朋友、医生、护士,以及其他的医疗专业人士等。同时,也可以寻找一些支持团体,如炎症性肠病的病友会,与其他患者分享经验和情感。

3. 应对压力

教患者一些应对压力的方法,如深呼吸、冥想、瑜伽等。这些方法可以帮助她们放松身心,减轻焦虑和压力。

4. 保持积极态度

鼓励患者保持积极的态度,看到生活中的积极面。这可以通过一些心理技巧来实现，如感恩日记、积极思考等。

5. 寻求专业帮助

如果患者的情绪问题持续存在，或者影响到她们的日常生活，那么可能需要寻求专业的心理咨询或心理治疗。心理医生或心理治疗师可以帮助她们处理情绪问题，提供有效的应对策略。

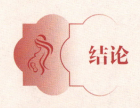

结论

总的来说，为炎症性肠病患者提供心理支持是一个多方面的过程，需要患者、家人、医生和社会的共同努力。通过理解病情、寻求社会支持、应对压力、保持积极态度和寻求专业的帮助，我们可以帮助炎症性肠病患者更好地应对疾病，提高生活质量。

第五章

炎症性肠病患者的分娩管理

炎症性肠病患者
只能剖宫产吗

炎症性肠病患者在怀孕期间会经常来咨询消化科医生,"医生,是不是分娩的时候,我们只能选择剖宫产?顺产是不是会加重我的炎症性肠病,使得炎症扩散呢?"实际上,炎症性肠病患者并非只能选择剖宫产,顺产也是一种可考虑的分娩方式。影响炎症性肠病患者分娩方式的因素很多,包括是否处于疾病活动期、是否合并肛周病变及既往手术史等，当然还要考虑到患者的意愿等主观因素。但是，最终选择剖宫产还是顺产，这往往还需要消化内科和妇产科专业医生共同建议并提出对策。

作者：何 静 盛 纯

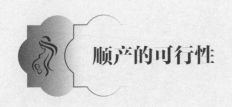

顺产的可行性

随着医学的进步,对于炎症性肠病患者的孕期管理已经越来越成熟。在医生的指导和监控下,如果患者病情稳定,且没有其他严重的并发症,那么顺产是有可能实现的。顺产不仅有助于产妇的子宫恢复,还有益于新生儿的健康。但是,多数基于人群的队列研究和系统综述发现,女性炎症性肠病患者的顺产率低,而剖腹产率却比正常人群高2倍之多。

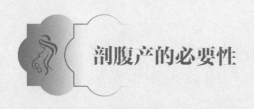

剖腹产的必要性

虽然顺产是一种理想的分娩方式,但在某些情况下,剖腹产是必要的。例如,如果患者的病情严重,或者孕期中出现了并发症,如肠梗阻、肠道穿孔等,那么剖腹产可以确保母婴的安全。

所以,选择剖腹产还是顺产,应该根据患者的具体情况进行个体化的决策。医生应该全面评估患者的病情、孕期管理效果,以及分娩时的状况,然后与患者共同讨论及充分沟通,共同制订最适合的分娩方案,以确保母婴的安全和健康。

炎症性肠病患者顺产会并发肛周疾病吗

炎症性肠病患者的肠道长期处于炎症状态，这种炎症状态不仅可能影响肠道的正常功能，还可能波及肛周组织，导致肛周疾病的发生。顺产过程中，由于胎儿的挤压和产道的扩张，可能会进一步加剧这种炎症反应，从而增加并发肛周疾病的风险。

作者：何　静

顺产"利大于弊"还是"弊大于利"

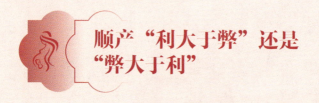

顺产对于炎症性肠病患者而言,既有机遇也有挑战。一方面,自然分娩有助于产妇的产后恢复和新生儿的健康;另一方面,分娩过程中的物理刺激可能会加剧肠道炎症,进而增加肛周疾病的发生概率。因此,在决策分娩方式时,应充分考虑患者的疾病状况和身体状况。

但是,有一种情况下,是强烈建议产妇选择剖宫产术来终止妊娠的——对于伴有活动性肛周疾病或直肠受累的克罗恩疾病妊娠患者,剖宫产可以降低肛周损伤的风险。另外，接受回肠储袋肛管吻合术或回肠-直肠吻合术的炎症性肠病妊娠患者也建议考虑剖宫产术。

炎症性肠病患者有早产的风险，应定期做好全程和规范化的产检，必要时结合消化科和产科医生共同的多学科团队合作，共同监督和管理，使产程风险得到最佳的控制。

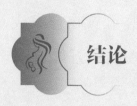

结论

综上所述,炎症性肠病患者在顺产过程中确实存在并发肛周疾病的风险。因此,在分娩决策时,应综合考虑患者的身体状况和疾病状况,选择合适的分娩方式。同时,医生和患者都应加强对疾病的认识和理解,采取积极的预防措施,降低并发症的发生风险。

炎症性肠病妊娠患者为何更容易早产

作者：何 静

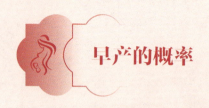

早产的概率

研究表明,患有炎症性肠病的女性在怀孕期间发生早产的风险明显增加。这可能与炎症性肠病引起的肠道炎症、营养吸收不良,以及免疫系统异常等多种因素有关。

受药物、疾病本身及自身因素各种的影响,炎症性肠病患者发病多在生育期。研究显示,炎症性肠病孕妇早产的概率是正常人群的1.87倍,新生儿发生低体重的概率为正常人群的2倍,新生儿发生先天畸形的概率为正常人群的2.37倍。这个比例在疾病未控制得当的情况下，可能更高，所以炎症性肠病的妊娠妇女应当按妊娠高危人群来管理，特别是妊娠过程中发生过疾病进展或控制不佳等情况，更应引起重视。

做好全程的、定期的产检非常重要，并且需要结合消化科和妇产科专业医生的意见，共同管理和监督。

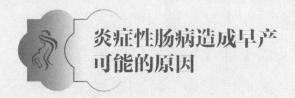

炎症性肠病造成早产可能的原因

1. 肠道炎症

炎症性肠病患者的肠道长期处于炎症状态,这种炎症可能会导致子宫收缩。

2. 营养吸收不良

炎症性肠病可能影响孕妇对营养的吸收和利用,导致胎儿营养不良,进而增加早产的风险。

3. 免疫系统异常

炎症性肠病是一种免疫性疾病,患者的免疫系统可能"攻击"胎儿,导致早产。

第六章

炎症性肠病患者可以哺乳吗

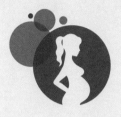

炎症性肠病患者能哺乳吗

有研究数据显示,炎症性肠病患者生育后的哺乳率很低,仅有3.97%的产妇选择母乳喂养。这原因可能是多方面的,部分可能是由于患者的疾病或用药因素,但是,更有一部分原因是儿科医生相对缺乏炎症性肠病治疗药物的相关知识,建议产妇谨慎选择母乳喂养。那到底母乳喂养对炎症性肠病患者有什么好处呢?什么情况下,患者能母乳喂养?什么情况下是患者不能选择母乳喂养的呢?

作者:何 静 盛 纯

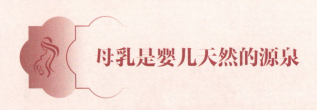

母乳是婴儿天然的源泉

母乳被誉为婴儿最好的食物,它含有丰富的营养物质和免疫因子,有助于婴儿的生长发育和免疫系统的建立。另一方面,对于母亲而言,哺乳有助于产妇的子宫收缩、减少产后出血,并促进产后恢复。

炎症性肠病患者能哺乳吗

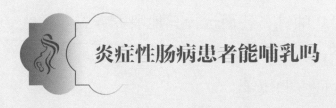

众多相关研究已经证实,大部分炎症性肠病的治疗药物在母乳中含量极低,故母乳喂养对于婴儿而言是相对安全的。但是,炎症性肠病患者能否哺乳并非一个简单的是非题。它需要根据患者的具体病情、药物使用情况,以及医生的建议来综合判断。

如果患者病情稳定,药物使用不影响哺乳,那么哺乳是完全可行的。但如果患者病情严重或正在使用对婴儿有害的药物,就不适宜哺乳,这种情况就需要暂时停止哺乳，转而选择其他喂养方式。在这个过程中，医生、患者和家庭成员都需要共同参与决策。

炎症性肠病患者的药物会随乳汁分泌给宝宝吗

作者：盛 纯

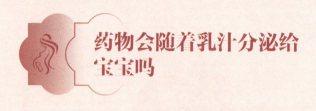

药物会随着乳汁分泌给宝宝吗

近年来,国内外学者对哺乳期用药问题进行了大量研究。已有研究表明,部分药物确实可以通过乳汁分泌,但并非所有药物都会对婴儿产生不良影响。对于炎症性肠病患者常用的药物,如5-氨基水杨酸、免疫抑制剂等,其乳汁中的浓度及其对婴儿的具体影响,目前尚未有定论。

通过对比不同研究的数据可知,虽然部分药物可以在乳汁中检测到,但其浓度通常较低,不足以对婴儿产生明显的不良反应。然而,这并不意味着所有母亲都可以放心用药。因为不同婴儿对药物的反应存在差异,且部分药物可能存在潜在的长期风险。

对于患有炎症性肠病的哺乳期母亲,虽然药物通过乳汁传递给婴儿的风险是存在的,但并非是绝对的。因此,我们建议,在哺乳期,母亲应咨询专业医生的意见,根据具体药物的安全性评估以及婴儿的健康状况,制订个性化的用药方案。同时,母亲们应密切关注婴儿的反应,如有任何不适,应立即停药并就医。

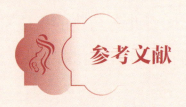

参考文献

[1] 黎小妍，王颐婷. 围生育期 IBD 患者药物治疗医药专家共识 [J]. 今日药学，2022，32（09）：641-656.

[2] 孟平. 怎样区别遗传病和非遗传病 [J]. 中国计划生育学杂志，1998，10（42）：471-472.

[3] 沈骏，童锦禄，乔宇琪，等. 溃疡性结肠炎和克罗恩病 120 问：炎症性肠病患者随身手册 [M]. 杭州：浙江大学出版社.

[4] 中华医学会消化病学分会炎症性肠病学组. 炎症性肠病妊娠期管理的专家共识意见 [J]. 协和医学杂志，2019，10（05）：465-475.

[5] Laube, R., Selinger, C. P., Seow, C. H., et al. Australian inflammatory bowel disease consensus statements for preconception, pregnancy and breast feeding[J]. Gut, 2023, 72(06): 1040-1053.

[6] Levine H, Jorgensen N, Martino-Andrade A, et al. Temporal trends in sperm count: a systematic review and meta-regression analysis of samples collected globally in the 20th and 21st centuries[J]. Hum Reprod Update, 2023, 29(02): 157−176.

[7] Mak WY, Zhao M, Ng SC, et al. The epidemiology of inflammatory bowel disease: East meets west[J]. Journal of Gastroenterol and Hepatology, 2020, 35(03): 380−389.

[8] Ng SC, Shi, HY, Hamidi N, et al. Worldwide incidence and prevalence of inflammatory bowel disease in the 21st century: a systematic review of population-based studies[J]. Lancet, 2017, 390(10114): 2769−2778.

[9] Park J, Cheon JH. Incidence and Prevalence of Inflammatory Bowel Disease across Asia[J]. Yonsei Medical Journal, 2021, 62(02): 99−108.

[10] Sangmin Lee, Megan Crowe, Cynthia H Seow, et al. The impact of surgical therapies for inflammatory bowel disease on female fertility[J]. Cochrane, 2019, Jul 23, online.

[11] Schmidt, M., Kühnert, M., Kuschel, B., et al. Care of

Women with Chronic Inflammatory Bowel Disease (Chronic IBD) During Pregnancy: Recommendations of the Obstetrics and Prenatal Medicine Working Group of the DGGG[J]. Geburtshilfe Frauenheilkd, 2021, 81(12): 1348-1353.

[12] Shin T, Okada H. Infertility in men with inflammatory bowel disease[J]. World Journal of Gastrointestinal Pharmacology and Therapeutics, 2016, 7(03): 361-369.

[13] Shivashankar R, Tremaine W, Harmsen WS, et al. Incidence and prevalence of Crohn's disease and ulcerative colitis in Olmsted County, Minnesota from 1970 through 2010[J]. Clinical Gastroenterol and Hepatology, 2017, 15(06): 857-863.

[14] Torres, J., Chaparro, M., Julsgaard, M., et al. European Crohn's and Colitis Guidelines on Sexuality, Fertility, Pregnancy, and Lactation[J]. J Crohns Colitis, 2023, 17(01): 1-27.

图书在版编目(CIP)数据

炎症性肠病患者好"孕"道:IBDer 的怀孕和生育那些事儿/盛纯,何静主编.--上海:复旦大学出版社,2024.10. -- ISBN 978-7-309-17635-3

Ⅰ. R516.1;TS972.164

中国国家版本馆 CIP 数据核字第 2024Z5805Y 号

炎症性肠病患者好"孕"道:IBDer 的怀孕和生育那些事儿
YANZHENGXING CHANGBING HUANZHE HAO YUN DAO:
IBDer DE HUAIYUN HE SHENGYU NAXIE SHIER
盛 纯 何 静 主编
责任编辑/谢同君

复旦大学出版社有限公司出版发行
上海市国权路 579 号 邮编:200433
网址:fupnet@fudanpress.com　http://www.fudanpress.com
门市零售:86-21-65102580　团体订购:86-21-65104505
出版部电话:86-21-65642845
上海四维数字图文有限公司

开本 787 毫米×1092 毫米　1/32　印张 7.125　字数 66 千字
2024 年 10 月第 1 版
2024 年 10 月第 1 版第 1 次印刷

ISBN 978-7-309-17635-3/R·2124
定价:58.00 元

如有印装质量问题,请向复旦大学出版社有限公司出版部调换。
版权所有　侵权必究